**Guillaume Sarre**
**Eric Bouvat**

# Prise en charge diagnostique des douleurs musculaires du sportif

AF141106

Guillaume Sarre
Eric Bouvat

# Prise en charge diagnostique des douleurs musculaires du sportif

## Algorithmes décisionnels

**Éditions universitaires européennes**

**Impressum / Mentions légales**
Bibliografische Information der Deutschen Nationalbibliothek: Die Deutsche Nationalbibliothek verzeichnet diese Publikation in der Deutschen Nationalbibliografie; detaillierte bibliografische Daten sind im Internet über http://dnb.d-nb.de abrufbar.

Information bibliographique publiée par la Deutsche Nationalbibliothek: La Deutsche Nationalbibliothek inscrit cette publication à la Deutsche Nationalbibliografie; des données bibliographiques détaillées sont disponibles sur internet à l'adresse http://dnb.d-nb.de.

Coverbild / Photo de couverture: www.ingimage.com

Verlag / Editeur:
Éditions universitaires européennes
ist ein Imprint der / est une marque déposée de
OmniScriptum GmbH & Co. KG
Heinrich-Böcking-Str. 6-8, 66121 Saarbrücken, Deutschland / Allemagne
Email: info@editions-ue.com

Herstellung: siehe letzte Seite /
Impression: voir la dernière page
**ISBN: 978-613-1-59424-3**

Zugl. / Agréé par: Grenoble, Université Joseph Fourier, 2014

# TABLE DES MATIERES

# INTRODUCTION

Les motifs amenant un sportif à solliciter une consultation médicale sont nombreux et variés. Dans une étude ancienne portant sur la consultation de médecine générale mise en place à l'INSEP (Institut national du sport et de l'éducation physique), Jousselin (29) rapporte plus de 5600 consultations annuelles pour les 700 sportifs que compte la structure, soit un taux de consultation supérieur aux 451 millions de consultations médicales annuelles pour 60 millions d'assurés rapportées par l'assurance maladie. Cette étude montre notamment que la consultation médicale du sportif porte dans 38% des cas sur des pathologies non spécifiques du sportif: ORL, pathologies bronchopulmonaires, symptomatologie digestive, troubles du sommeil. Ces consultations ne sont pas différentes de celles de la population générale, exception faite des précautions liées à l'emploi de substances médicamenteuses potentiellement présentes sur liste des produits dopants, et des effets indésirables de certains traitements (risque de tendinopathies lié à l'usage de certains antibiotiques par exemple). Les consultations pour l'établissement d'un certificat médical de non contre-indication à la compétition représentent pour leur part 11% de l'ensemble. Les autres 51% de ces consultations médicales du sportif relèvent de la traumatologie.

En traumatologie sportive, Carillon et Cohen (14) ont décrit la répartition de la topographie des lésions : les blessures concernent dans la majorité des cas (53%) le membre inférieur, puis pour 23% le membre supérieur, et enfin le rachis (18%).

Selon cette même étude, les blessures musculaires représentent entre 20 et 30% de la traumatologie sportive totale. Leur fréquence justifie donc une connaissance minimale de leur prise en charge. Or, contrairement aux pathologies ostéoarticulaires qui sont généralement bien maîtrisées par les médecins de ville, ceux-ci peuvent n'avoir qu'une idée peu précise des éléments de prise en charge d'une atteinte musculaire. Il importe donc de mettre à leur disposition des outils de prise en charge simples.

Dans cette même étude (14), Carillo et Cohen montrent qu'il existe des différences notables entre les disciplines sportives sur le plan du risque traumatique musculaire. Par exemple, les blessures musculaires représentent 37% de la traumatologie totale dans le cas de l'athlétisme, contre 8% dans le cas du judo. Ces résultats suggèrent qu'une connaissance minimale de l'activité physique pratiquée par le sportif est nécessaire pour effectuer une première orientation diagnostique.

Cependant, bien que ces pathologies musculaires soient très fréquentes au cours de la pratique chez le sportif, elles ne font pas systématiquement l'objet d'une consultation médicale de sa part. Le sportif n'y a en effet généralement recours qu'en cas de caractère invalidant des symptômes lors de sa pratique.

Face à une plainte fonctionnelle, le médecin doit prendre une décision thérapeutique, et notamment définir la durée du repos sportif. Le sportif est en effet demandeur d'une prise en charge optimale afin de rester éloigné le plus brièvement possible des terrains de sport. Or, une durée de repos trop courte expose à un risque de récidive de la lésion, due à une cicatrisation insuffisante. En contrepartie, une durée de repos trop importante induit un déconditionnement préjudiciable aux performances du patient.

Il est donc indispensable, pour trancher cette question de la durée du repos sportif, d'établir un diagnostic précis.

Afin d'optimiser la prise en charge diagnostique et thérapeutique des lésions musculaires du sportif, plusieurs auteurs ont proposé des classifications permettant de hiérarchiser le type et la gravité des atteintes musculaires et de codifier la durée de repos requise.

# CLASSIFICATION DES LESIONS MUSCULAIRES

Les lésions musculaires peuvent être réparties en deux catégories: celles survenant brutalement (aiguës) et celles de survenue progressive. Il importe de ne pas confondre les atteintes aiguës chronicisées (qui représentent environ 2% de la totalité des lésions musculaires) et les lésions de survenue progressive.

## A. Pathologies aiguës

Au sein des lésions de survenue brutale, Carillon et Cohen (14) ont proposé de différencier les traumatismes extrinsèques des traumatismes intrinsèques. Dans le premier cas, il existe un facteur extérieur générateur de traumatisme, généralement un coup ou un impact. Les seconds sont dus à une lésion musculaire dans le cadre du geste sportif habituel, sans facteur traumatique externe. Selon Guillodo et al. (26), les traumatismes extrinsèques et intrinsèques représentent respectivement 10% et 90% de la traumatologie musculaire.

### I) Atteintes musculaires par traumatisme extrinsèque

La classification permettant de caractériser les lésions consécutives à un traumatisme externe établit le lien entre le type de traumatisme et les lésions constatées au niveau musculaire (15). Les atteintes musculaires sont réparties en 2 catégories: contusion et dilacération.

La contusion résulte d'un choc avec un objet mousse, et se traduit par un écrasement du tissu musculaire responsable de mobilisations active et passive douloureuses.

L'hématome est la conséquence d'une contusion par impact à haute énergie, induisant une déchirure ou un écrasement de la structure musculaire. Il constitue donc un élément de gravité de la contusion. Il se manifeste cliniquement par la perte du ballottement musculaire.

La dilacération provoquée par un objet pointu ou tranchant est quant à elle caractérisée par une désorganisation architecturale du muscle aboutissant à une impossibilité de réaliser une mobilisation active.

Enfin, la hernie est une saillie musculaire due à l'effraction traumatique de l'aponévrose. Elle est la conséquence d'une dilacération ou d'une contusion.

Dans ce groupe de pathologies, il apparaît que le simple interrogatoire, permettant d'identifier le mécanisme traumatique et son intensité, suffit dans la plupart des cas pour porter ce diagnostic et orienter la prise en charge. L'échographie n'apporte pas d'information diagnostique supplémentaire et ne met généralement en évidence qu'un infiltrat oedémato-hémorragique (14).

## II) Lésions musculaires par mécanisme intrinsèque

Les données issues de l'imagerie ont montré que les pathologies musculaires appartenant à la catégorie des atteintes par mécanisme intrinsèque étaient principalement de deux types: l'atteinte peut se situer au niveau de la jonction myotendineuse ou au niveau de la jonction myoaponévrotique (14).

Guillodo et al. (26) ont précisé que les lésions myoaponévrotiques pouvaient toucher le corps musculaire (le cas le plus fréquent étant l'atteinte du droit antérieur de la cuisse) ou la zone péri-musculaire dans les lésions touchant la jonction des deux chefs (biceps fémoral, triceps sural).

La classification de référence permettant de stratifier les atteintes musculaires par facteur intrinsèque est celle proposée par Rodineau (37). Elle permet de caractériser la gravité de la lésion sur une échelle à 5 niveaux selon le tableau suivant:

| | Atteinte de la fibre | Atteinte du tissu conjonctif | Récupération complète |
|---|---|---|---|
| Stade 0 | Réversible | Non | Quelques heures |
| Stade 1 | Irréversible = nécrose | Non | Quelques jours |
| Stade 2 | Irréversible (faible) | Minime | +/- 10 jours |
| Stade 3 | Irréversible (importante) | Importante | 4-12 semaines |
| Stade 4 | Rupture / désinsertion musculaire complète | | Longue |

L'intérêt de cette classification porte surtout sur son caractère prédictif de la durée de récupération après la lésion. Cependant, de par sa nature reposant sur des critères histologique, son utilité est limitée en pratique clinique de ville.

Plus proche de la clinique, la classification proposée par Labareyre et al. (32) relie la gravité des atteintes musculaires du sportif à l'existence ou non de lésions dans la structure anatomique du muscle. Elle stratifie les lésions selon 4 stades de gravité: courbature (ou DOMS pour delayed onset of muscle soreness), élongation, déchirure (ou claquage), rupture.

## 1) Courbatures

Les courbatures apparaissent progressivement au décours d'une activité physique (entre 6 et 48H) et s'estompent progressivement en 3 à 4 jours. Elles résultent d'une adaptation musculaire insuffisante à l'exercice réalisé, soit du fait d'un exercice inhabituellement intense, soit de contractions musculaires excentriques.

Dans ce premier niveau de gravité lésionnelle, les atteintes sont réversibles et se limitent à la fibre musculaire, ne touchant pas l'organisation structurale du muscle (tissu conjonctif de soutien). Les signes cliniques ne sont donc pas la conséquence de la lésion musculaire elle-même, mais du processus inflammatoire qui suit l'atteinte des fibres.

L'article de Bigard (6) fait le point sur ces microlésions musculaires induites par l'exercice. Selon cet auteur, l'importance des signes cliniques varie, en sus du type d'exercice réalisé, selon son intensité, sa durée, et selon l'état d'entraînement du sujet.

Les signes fonctionnels sont des douleurs musculaires diffuses, une diminution de la capacité de production de puissance musculaire, ainsi qu'une fatigabilité anormale objectivée par la baisse des performances sportives. Ces signes d'appel peuvent dérouter le médecin traitant: en effet un abaissement du niveau de performance chez un sportif correspond à une aptitude physique déjà généralement supérieure au patient sédentaire moyen. L'examen clinique de repos met en évidence des douleurs à la palpation musculaire.

Le diagnostic de ces lésions est clinique. En effet, l'échographie musculaire est normale (18). Quant aux examens biologiques, les marqueurs réalisés en routine (CPK, LDH) n'étant pas spécifiques, leur réalisation n'apporte pas d'indication quant à la sévérité des lésions.

Dans cette même catégorie de pathologies musculaires sans atteinte structurale, un article de Serratrice (40) permet de faire le point sur les maladies métaboliques musculaires. Ces pathologies constitutionnelles, rares, se traduisent par une incompétence à l'effort incompatible avec la pratique sportive intensive.

## 2) Elongation

L'élongation correspond à la lésion musculaire de stade I selon la classification de Rodineau (37) des lésions musculaires. Elle correspond à une atteinte des myofibrilles musculaires, survenant au cours d'une sollicitation brutale (contraction ou étirement), classiquement sur un muscle non échauffé. L'examen clinique retrouve une douleur reproduite à la palpation, à la contraction contre résistance et à l'étirement. L'échographie ne met pas en évidence de lésion. Carillon et Cohen (14) montrent que l'échographie musculaire n'est pas indiquée, car ne faisant pas mieux que l'examen clinique dans le diagnostic de ce type de lésions.

## 3) Déchirure

Cette lésion, également nommée claquage, ou lésion musculaire de stade II, correspondant à une atteinte à l'échelle du faisceau musculaire. On parle également de rupture musculaire partielle. Les signes fonctionnels sont dominés par claquement audible ou ressenti. La douleur est plus intense et l'impotence fonctionnelle est totale. Sur le plan clinique, la mobilisation active contre résistance est possible mais douloureuse. Il existe parfois une encoche palpable lorsque le faisceau atteint est superficiel. L'échographie, lorsqu'elle est réalisée, montre une désorganisation de l'architecture musculaire avec perte d'alignement des fibres. La présence d'un hématome n'est pas systématique.

## 4) Rupture

Le stade suivant de gravité, ou stade III, correspond à la rupture musculaire complète. L'impotence fonctionnelle totale en est le signe. Aux signes présents aux stades précédents s'ajoute la dépression à la palpation, correspondant à un hiatus anatomique. L'abolition du ballottement musculaire est un signe traduisant la perte de tonicité. L'échographie met en évidence une zone hypoéchogène séparant les deux parties du corps musculaire.

La principale complication de la rupture complète est l'hématome compressif, qui se manifeste par des signes ischémiques d'aval. Il est rarissime au cours des accidents de sport.

L'ensemble de ces données indique que l'échographie musculaire est inutile au diagnostic à la phase aiguë d'une lésion musculaire. Carillon et Cohen (14) ont précisé la place de l'échographie dans la prise en charge diagnostique, en établissant son rôle dans la recherche de complications (hématome ne régressant pas spontanément, et ponctionnable) entre 8 et 10 jours de l'épisode aigü.

Le tableau suivant permet de résumer l'importance des signes cliniques, et notamment l'intensité de la douleur provoquée à chaque étape de l'examen, pour préciser le diagnostic:

|  | Palpation | Etirement | Contraction |
|---|---|---|---|
| Courbature | + | + | 0 |
| Elongation | + | + | + |
| Déchirure | ++ / encoche | ++ | ++ |
| Rupture | Dépression | +++ | Impotence |

## B. Lésions musculaires de surcharge

Cette catégorie regroupe les pathologies musculaires survenant progressivement, sans facteur traumatique initial, par un processus de surutilisation: crampes, contractures, et pathologies systémiques (syndrome de loges et pathologies vasculaires).

## 1) Crampe

Il s'agit d'une contraction musculaire intense échappant au contrôle volontaire, survenant à l'exercice, et cédant spontanément en quelques minutes. Elle résulte d'une inadéquation entre le niveau d'entraînement du patient et les caractéristiques de l'exercice (durée ou intensité). Aucun examen complémentaire n'est requis pour porter le diagnostic, qui repose sur l'interrogatoire.

## 2) Contractures

La contracture ne cède pas spontanément et peut durer plusieurs dizaines de minutes. Elle survient classiquement au décours de sollicitations musculaires inhabituelles, par exemple à la reprise de l'entraînement après une période de repos, après un changement d'activité, ou lors d'un cycle d'entraînement plus intense qu'à l'accoutumée. Le diagnostic est clinique. La palpation musculaire retrouve un cordon induré douloureux. Les examens paracliniques n'ont pas leur place dans le diagnostic de cette pathologie (18).

## 3) Syndrome de loges chronique

Cette pathologie musculaire sort du cadre proposé par Carillon et Cohen (14), puisqu'elle survient sans traumatisme initial intrinsèque ni extrinsèque.

Contrairement au syndrome de loges aigu, qui se rencontre la plupart du temps au décours d'un épisode chirurgical ou d'une immobilisation plâtrée, le syndrome de loges chronique et peu connu des médecins généralistes. Il s'agit d'une pathologie musculaire caractérisée par la survenue de douleurs en contexte d'effort. Ce syndrome, décrit en 1966 par Marvor à partir d'observations faites dans une population de footballeurs, fait partie des pathologies musculaires rencontrées dans un contexte de sollicitations répétées. Bien qu'encore imparfaitement comprise, la physiopathologie de cette affection semble correspondre à un cercle vicieux dans lequel une augmentation de la pression intramusculaire entraînerait une ischémie microcirculatoire locale, laquelle favoriserait la formation d'un œdème entraînant à son tour une élévation de la pression dans la loge musculaire (11, 45).

Cette pathologie concerne dans 95% des cas le membre inférieur (2), et plus spécifiquement au niveau de la loge antérieure de jambe. Dans ce cas, le syndrome de loges chroniques représente entre 10 et 60% des douleurs chroniques d'effort du membre inférieur (33). Les symptômes sont bilatéraux dans une grande majorité des cas: 80 à 95% de bilatéralité selon les études (10).

Il existe des sports prédisposant à ce syndrome (12): il s'agit de la course à pied, des sports à déplacements latéraux (sports collectifs, tennis) et le ski de fond. Selon les données de l'étude de Venet (45), le patient-type développant cette pathologie est un homme de moins de 30 ans pratiquant la course à pied et ayant augmenté brutalement sa charge d'entraînement.

Le diagnostic de syndrome de loges chronique est clinique. Il existe un retard diagnostic de 24 mois en moyenne (9). Les signes fonctionnels portent sur la douleur et la sensation de tuméfaction musculaire apparaissant au cours de l'exercice et cessant à l'arrêt de celui-ci. Selon Bouvat et al. (11), la claudication intermittente d'effort du sujet jeune est un syndrome de loges chronique jusqu'à preuve du contraire.

Les signes physiques se limitent la plupart du temps à une tuméfaction musculaire douloureuse. Il existe parfois une douleur à l'étirement passif du muscle (Ulmer 2002). Les hernies musculaires classiquement décrites dans le syndrome chronique de la loge antéroexterne de la jambe ne sont pas systématiques: leur incidence va de 0% à 60% selon les études. Des paresthésies distales font parfois partie du tableau clinique. L'évolution de la maladie va toujours dans le sens de l'aggravation (12).

Le médecin peut procéder à un test de provocation, également appelé test de Charlopain (16). Ce test permet de rechercher l'atteinte de la loge antérieure de jambe. Il consiste à réaliser des dorsiflexions répétées à cadence régulière (au moins 150 mouvements en 4 minutes). Le test est positif s'il reproduit la douleur motivant la consultation en moins de 150 mouvements.

Les signes cliniques positifs de la pathologie étant pauvres ou parfois absents, l'examen doit également servir à éliminer systématiquement les diagnostics différentiels. Dans l'étude de Venet et al. (45), le syndrome de loges chronique était en effet associé dans 11% des cas à une autre pathologie musculo-squelettique. Il est notamment indispensable de s'assurer de l'absence de pièges poplités anatomique ou fonctionnel en vérifiant la normalité des pouls périphériques, successivement au repos et lors de manoeuvres dynamiques spécifiques.

Le diagnostic de la pathologie peut être confirmé par prise de pression intra-musculaire. Cet examen étant invasif, il n'est habituellement pratiqué que pour confirmer le diagnostic.

Aucun examen d'imagerie n'étant validé pour confirmer la pathologie (38), les explorations paracliniques de ce type ne servent qu'à éliminer un diagnostic différentiel.

Ceux-ci sont de plusieurs types. La priorité est d'éliminer une atteinte vasculaires (artériopathie, pièges vasculaires anatomiques ou fonctionnels, endofibrose iliaque externe). Ensuite seront recherchés les diagnostics différentiels osseux (fracture de fatigue tibiale ou péronéale, périostite tibiale), musculotendineux (tendinopathies), et neurologiques (piègeage du nerf sciatique poplité externe, hernie discale, canal lombaire étroit).

# PRISE EN CHARGE DU SPORTIF EN MEDECINE GENERALE

Ces données montrent que l'interrogatoire suffit dans la plupart des cas à poser un diagnostic de lésion musculaire, en identifiant les signes fonctionnels. Cette démarche requiert des connaissances minimales sur l'activité physique, que les médecins de ville ne possèdent pas obligatoirement.

De plus, si les classifications des lésions musculaires sont habituellement relativement connues des médecins généralistes auxquels les patients s'adressent, et permettent de prendre facilement en charge des patients non sportifs, un certain nombre d'éléments perturbe la prise en charge diagnostique dans le cadre de la consultation par un patient pratiquant régulièrement une activité physique.

Le premier concerne le comportement du sportif face à la blessure. En règle générale, une grande proportion de ces atteintes musculaires est bénigne et ne donne pas lieu à une consultation médicale. Le sportif préfère souvent se porter vers des soins de premier recours (automédication par antalgiques et anti-inflammatoires non-stéroïdiens). Faussement rassuré par l'atténuation de la douleur, le sportif va reprendre trop rapidement son activité. Or, une récupération musculaire insuffisante conduit à une aggravation ou une chronicisation des lésions. Le sportif qui fait ce constat va alors se tourner vers son omnipraticien. L'examen clinique de celui-ci risque alors d'être perturbé par le retard de prise en charge et par la prise de médications à visée antalgique, et ne pas correspondre aux signes présents dans les classifications.

Ensuite, les caractéristiques musculaires du sportif peuvent induire en erreur le praticien habitué à prendre en charge des patients non sportifs. Par exemple, dans le cas du triceps sural, qui constitue l'atteinte musculaire la plus fréquemment rencontrée en médecine générale, la lésion de l'un des chefs musculaires se traduit habituellement cliniquement, en plus de la douleur, par une perte de la capacité de production de force. Cependant, chez le sportif, une lésion de l'un trois chefs musculaires peut être compensée, sur le plan de la force, par les deux autres. Ce phénomène peut induire le praticien à sous-estimer la lésion, et provoquer un retard diagnostic conduisant à une chronicisation de la lésion. Gallo et al. (24) précisent que les lésions myotendineuses les plus répandues se situent au niveau du gastrocnémien médial, devant les lésions du soléaire. Les lésions du gastrocnémien latéral sont plus rares. Ces différence sont dues tant aux propriétés anatomo-biomécaniques (angles de pénation notamment) que myotypologiques respectives de ces muscles. En effet, les gastrocnémiens sont des muscles biarticulaires et composés majoritairement de fibres musculaires de type rapide (ou type II). Le soléaire est au contraire monoarticulaire, composé principalement de fibres de type lent (type I). Ces éléments peuvent aboutir à la négligence d'une lésion du soléaire induisant là encore une chronicisation des lésions.

De la même manière, la désinsertion myoaponévrotique concerne principalement les muscles biceps, comme dans le cas du biceps fémoral où l'un des chefs est monoarticulaire et l'autre biarticulaire. Ce type de lésion n'induit généralement qu'une impotence fonctionnelle partielle conduisant à sous-estimer le diagnostic et la prise en charge thérapeutique.

Ensuite, comme évoqué plus haut, les pathologies musculaires retrouvées chez un sportif sont spécifiques à l'activité qu'il pratique (14). On peut en déduire qu'il est indispensable de connaître les particularités de chaque discipline en terme de traumatologie. Or, ces spécificités sont en général mal connues des praticiens.

Pour finir, certaines pathologies comme le syndrome de loges chronique ne sont jamais présentes dans la population générale, ce qui empêche le praticien d'évoquer le diagnostic.

Pour ces différentes raisons, le médecin traitant se retrouve face à un sportif présentant des pathologies inhabituelles dans la pratique courante, et demandeur d'une prise en charge rapide. La conjugaison de ces deux facteurs incite au recours rapide à des examens complémentaires d'imagerie.

Or, Carillo et Cohen (14) rappellent que l'examen clinique reste l'étape indispensable pour affirmer un diagnostic. L'imagerie ne doit selon ces auteurs servir qu'à confirmer le diagnostic suspecté. Dans ce cas, Coudreuse et Bryand (19) rappellent que l'échographie est l'examen de première intention, et que le recours à l'IRM devrait rester exceptionnel. Une étude plus récente (26) va dans le même sens en précisant que le résultat de l'imagerie (IRM ou échographie) n'est pas prédictif du délai avant retour sur le terrain de sport.

Ces données montrent que des algorithmes décisionnels permettant de faciliter la démarche diagnostique du médecin généraliste permettraient d'éviter la prescription d'examens complémentaires d'imagerie coûteux et souvent inutiles.

Par conséquent, le but de ce travail sera de proposer de tels algorithmes diagnostiques afin de faciliter la prise en charge des lésions musculaires du sportif par les omnipraticiens.

# PATIENTS ET METHODES

La population de l'étude portait sur la consultation de l'unité de traumatologie du sport (Dr Bouvat) dans l'unité médicale Sport et Pathologie de la clinique Sommeil et Exercice (pôle Locomotion Rééducation Physiologie dirigé par le Pr Sarragaglia) du service de médecine du sport du CHU de Grenoble (hôpital Sud) de 2010 à 2014.

Les dossiers des patients étaient archivés en fonction du motif de consultation: pathologie musculaire générale et suspicion de syndrome de loges.

En plus des données administratives (âge, sexe), les données suivantes étaient recueillies dans les dossiers lorsqu'elles étaient disponibles: taille, poids, antécédents personnels, pratique sportive, volume d'entraînement hebdomadaire. Il était également noté le mode d'adressage du patient au médecin du sport (par lui-même, son médecin traitant, un médecin spécialiste, ou autre).

La durée d'évolution des symptômes était relevée en semaines. Les patients ne relevant pas de la consultation de syndrome de loges ont été répartis en deux groupes selon la durée d'évolution des symptômes: aigü pour les patients dont les douleurs évoluaient depuis moins de 12 semaines, chronique pour les patients présentaient des symptômes depuis plus longtemps.

La localisation (muscle concerné) était rapportée, ainsi que le caractère unilatéral ou bilatéral. Lorsque les symptômes étaient unilatéraux, le côté concerné était précisé.

Les signes cliniques ont été rapportés en cochant dans une grille d'analyse à partir de la transcription de l'examen clinique dans le dossier médical: signes à l'examen visuel puis à l'examen physique. Une attention particulière a été apportée à la consignation de l'examen physique: la douleur provoquée a été notée positive ou négative lors de chacun des 3 temps de l'examen musculaire: palpation, étirement, contraction contre résistance à la longueur de repos. Les résultats ont été classés selon la négativité ou positivité de l'examen lors de chacun de ces 3 temps. De la même manière, les autres signes d'examen ont été consignés (présents ou absents): hématome, tuméfaction, hernie musculaire, ou autres. La présence ou l'absence des pouls distaux était consignée quand cette information était disponible dans le dossier médical. Tout autre signe présent lors de l'examen physique a été rapporté manuellement sur la fiche d'examen. Il s'agissait le plus souvent de signes subjectifs d'examen comme la raideur musculaire ou l'asymétrie des masses musculaires.

Les tests dynamiques réalisés lors des consultations (test de Charlopain, test du chandelier) ont été rapportés. Lorsque le test était positif, le seuil de déclenchement des douleurs était noté.

Les résultats des examens complémentaires réalisés ont été notés le cas échéant. Le médecin prescripteur de l'imagerie (médecin traitant ou médecin du sport) n'étant pas toujours spécifié, cette information n'a pas été retenue dans la synthèse des dossiers.

Le diagnostic noté dans la synthèse des dossiers était le diagnostic final retenu par le médecin du sport.

# RESULTATS

## I) Syndrome de loges

Le diagnostic de syndrome de loges chronique a été posé chez 22 patients de la consultation.

L'âge moyen de ces patients était de 28.8 ans. 7 étaient des femmes pour 15 hommes. L'indice de masse corporelle moyen des patients pour lesquels les données de taille et de poids étaient disponibles était de 28 kg/m².

Dans leur majorité (86%), ces patients ont été adressés par leur médecin traitant. Un autre patient, masculin, porteur d'antécédents vasculaires, incluant notamment un pontage aorto-iliaque bilatéral, et suspecté de récidive d'ischémie distale, a été adressé par son chirurgien vasculaire suite au constat de la perméabilité des axes vasculaires. Un autre patient a été adressé par un dopplériste vers lequel il avait été dirigé pour suspicion d'artériopathie oblitérante des membres inférieurs. Enfin, la dernière patiente a été adressée par son kinésithérapeute.

Les symptômes concernaient l'avant-bras dans 4 cas (18%). Ces patients étaient motards pour 3 d'entre eux, le dernier pratiquant le VTT.

Cinq patients (23%) avaient développé des symptômes au niveau des mollets. Trois d'entre eux étaient coureurs à pied, un autre pratiquait le ski de fond, et le dernier la randonnée pédestre. Le reste des 13 patients, soit 59%, présentaient leurs symptômes au niveau de la loge antéro-externe de jambe.

Au total, sur l'ensemble de ces 22 patients, la symptomatologie était bilatérale dans 82% des cas.

Le temps d'évolution de la pathologie chez l'ensemble de ces patients était en moyenne de 97 semaines, avec de fortes disparités puisque cette durée allait de 3 semaines à 5 ans.

Le délai moyen d'apparition des symptômes lors de la pratique sportive était de 7.5 minutes.

Cliniquement, l'examen était strictement normal chez 6 patients (27%). Un déficit moteur des muscles de la dorsiflexion était noté dans un cas, et une paralysie complète des releveurs des orteils était même retrouvée dans un autre cas. Le reste des patients (64%) présentait des signes non spécifiques de tuméfaction musculaire douloureuse. Les pouls étaient systématiquement présents. Une hernie musculaire était notée chez 3 patients, soit 14%, chez lesquels les symptômes étaient présents au niveau de la loge antéroexterne. Une hernie avait été retrouvée sur l'échographie préalablement prescrite par le médecin traitant chez un quatrième patient.

Le test de Charlopain était positif après 73.5 répétitions en moyenne (valeurs extrêmes [20-130]).

La prise de pression intramusculaire n'a été pratiquée que chez 4 des 22 patients. Elle a confirmé le diagnostic chez 3 de ces patients. Pour le quatrième, le faisceau d'arguments en faveur du diagnostic était suffisamment fort pour adresser le patient au chirurgien en dépit de la négativité de la prise de pression.

Un doppler artériel a été réalisé chez 9 patients. Il était normal chez 7 d'entre eux. Chez les deux autres, cet examen a permis de mettre en évidence une sténose artérielle chez l'un, et une oblitération artérielle chez le dernier, lequel présentait des symptômes au niveau des 2 mollets.

Une IRM avait été pratiquée chez 3 patients, et était normale dans 100% des cas.

Enfin, un EMG a été réalisé chez 2 autres patients. Cet examen s'est également révélé normal dans les 2 cas.

Parmi les patients chez lesquels le diagnostic de syndrome de loges chronique avait été évoqué et finalement non retenu, les diagnostics posés appartenaient à différentes catégories de pathologies.

Des diagnostics vasculaires (piège poplité, artériopathie oblitérante des membres inférieurs, endofibrose iliaque) ont finalement été retenus chez 4 patients ayant bénéficié d'une exploration par doppler artériel.

Des pathologies musculaires ont également été retrouvées. Des déchirures musculaires anciennes ont été mises en évidence par échographie chez 2 patients, et par IRM chez un troisième. Des hernies musculaires ont été mises en évidence à l'échographie chez un patient et par IRM chez un autre. Un muscle soléaire accessoire a été trouvé à l'IRM chez un dernier patient.

Enfin, un diagnostic d'obstacle lymphatique a été posé chez un dernier patient dont l'IRM montrait un oedème musculaire diffus.

Aucun diagnostic différentiel de type ostéo-articulaire n'a finalement été retenu dans le groupe des patients récusés du diagnostic de syndrome de loges chronique.

Dans le cas où l'ensemble des explorations complémentaires réalisées était négatif, le diagnostic de surentraînement a été posé dans un cas, de rhabdomyolyse dans un autre, et de fatigabilité musculaire post-thyroïdite chez un dernier.

Parmi les patients récusés du diagnostic de syndrome de loges chronique, ceux pour lesquels un diagnostic vasculaire (AOMI, piège poplité, endofibrose iliaque) a finalement été retenu avaient un test de Charlopain positif après 46 répétitions en moyenne. Les patients pour lesquels un diagnostic différentiel non vasculaire a été retenu avaient tous un test de Charlopain négatif (absence de symptômes après 150 mobilisations actives en 4 minutes).

Compte tenu de ces données, la valeur prédictive positive du test de Charlopain était de 79%, sa valeur prédictive négative de 100%. La sensibilité était de 100% et la spécificité de 67%.

## II) Pathologies musculaires traumatiques

Le panel comprenait 52 patients âgés en moyenne de 34.8 +/- 15.4 ans. Cet effectif était composé de 12 femmes pour 40 hommes. Parmi ces patients, 37% pratiquaient la course à pied, 15% les sports collectifs, 13% le cyclisme, 9% les sports de raquette. 8% des patients ne pratiquaient aucune activité sportive.

Les plaintes fonctionnelles des patients concernaient le mollet dans 48% des cas, le quadriceps dans 23% des cas, les ischios-jambiers dans 8% des cas, le jambier antérieur dans 6% des cas, le psoas, le grand fessier, les adducteurs et la coiffe des rotateurs (4% chacun)

25

# 1) Pathologies musculaires aiguës

Dans cette population pour laquelle la durée d'évolution des symptômes était inférieure à 12 semaines, on dénombrait 18 patients, dont un tiers a consulté de sa propre initiative, sans passer par le médecin traitant. Deux tiers des patients ont été adressés par le médecin généraliste. Aucun des patients n'a été adressé par un médecin spécialiste.

L'absence de toute douleur provoquée à la palpation, à l'étirement et à la contraction contre résistance était retrouvée chez 3 patients. Chez deux d'entre eux, le diagnostic d'élongation a été posé, puis confirmé par la normalité du bilan échographique réalisé. Un diagnostic de tendinopathie a été posé chez le dernier.

La douleur isolée à la contraction contre résistance, en l'absence de douleur à la palpation et à l'étirement, était retrouvée chez deux patients. Chez le premier, le diagnostic de rupture partielle d'un muscle adducteur, évoluant depuis 8 semaines, a été évoqué cliniquement puis confirmée à l'échographie. Chez le second, dont les symptômes sont apparus 12 semaines après le début d'un programme de course à pied, une tuméfaction à l'examen clinique a fait évoquer le diagnostic de muscle surnuméraire de la cuisse. Celui-ci a été confirmé sur une exploration par IRM.

La douleur isolée à la palpation était retrouvée chez deux patients, pour lesquels le diagnostic de désinsertion myoaponévrotique a été confirmé à l'IRM chez l'un, et celui de déchirure musculaire de stade 2 à l'échographie chez l'autre.

La douleur à l'étirement isolée n'était retrouvée chez aucun des patients de cette population.

Un seul patient présentait des douleurs provoquées par l'étirement et la contraction, sans douleur à la palpation. Chez ce patient dont les douleurs concernaient les ischio-jambiers et évoluaient depuis 2 semaines, une IRM a été demandée, et n'a pas permis de mettre en évidence d'anomalie anatomique ni de signal. Le diagnostic de surentraînement a été retenu dans ce cas.

La présence d'une douleur lors des 3 temps de l'examen (palpation, étirement, contraction) a été retrouvée chez 5 patients. Chez 4 d'entre eux, le diagnostic final (déchirure musculaire dans 2 cas, désinsertion myoaponévrotique dans 2 autres cas) a été retenu à l'IRM. Dans le dernier cas, le diagnostic de myosite ossifiante a été posé sur la combinaison échographie + IRM.

L'ensemble de ces résultats est synthétisé sur le diagramme suivant:

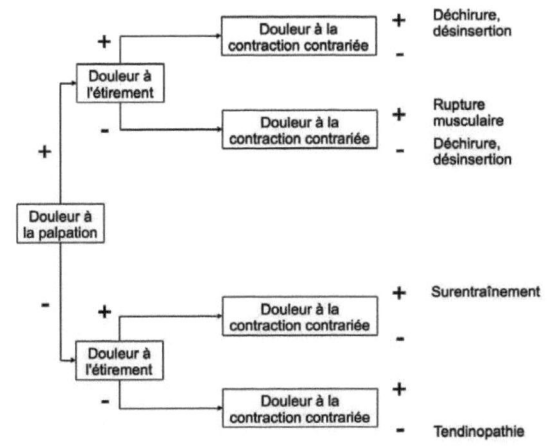

Figure 1: répartition des atteintes traumatiques aiguës selon les signes de la triade clinique

Nos résultats mettent en évidence que la triade douloureuse palpation + étirement + contraction se retrouve en cas de déchirure musculaire évoluant depuis moins de 4 semaines. Au delà de 4 semaines d'évolution, la douleur à l'étirement et à la contraction ne sont plus présentes à l'examen clinique.

Le même phénomène se retrouve pour la désinsertion myoaponévrotique, mais le délai seuil est alors de 6 semaines.

En cas d'élongation, la douleur était systématiquement absente chez les patients de notre étude lors des 3 temps de l'examen, quelle que soit la durée d'évolution.

## 2) Pathologies musculaires chroniques

Ces groupe comportait 34 patients. La durée moyenne d'évolution était de 113.5 semaines chez les patients au moment de la prise en charge en médecine du sport.

Seulement deux patients ont consulté de leur propre initiative. Les 4 patients adressés par un médecin spécialiste représentent pour leur part 12% de cet échantillon. Les 82% restants étaient constitués de patients adressés par leur médecin généraliste.

L'absence de douleur dans chacun des 3 temps d'examen était retrouvée chez 7 patients. Le diagnostic de surutilisation a été posé chez 3 de ces patients, sans recours à l'imagerie. Les douleurs évoluaient chez eux entre 20 et 24 semaines. Une séquelle de déchirure musculaire ancienne était confirmée à l'IRM chez un autre patient, et un faisceau accessoire du mollet a été mis en évidence à l'échographie chez un quatrième. Le diagnostic de désinsertion myoaponévrotique ancienne a été retenu, puis confirmé par l'IRM, chez 2 autres de ces patients dont les douleurs évoluaient depuis respectivement 36 et 416 semaines.

La douleur isolée à la palpation était retrouvée chez 2 patients. Le diagnostic de déchirure musculaire partielle a été confirmé par IRM chez le premier, dont les symptômes évoluaient depuis 52 semaines. Le diagnostic de surutilisation a été retenu chez le second de ces patients, sans support d'imagerie.

La douleur à l'étirement isolée n'était retrouvée que chez un seul patient, lequel présentait une douleur évoluant depuis 156 semaines, et chez qui la déchirure musculaire a été retenue comme diagnostic final.

Aucun patient ne présentait de douleur isolée à la contraction.

La positivité de la triade clinique était retrouvée chez 6 patients. Deux étaient des désinsertions myoaponévrotiques évoluant depuis respectivement 14 et 36 semaines. Deux autres étaient des tendinopathies se manifestant depuis 24 et 52 semaines. Une fibrose musculaire chronique a été confirmée par l'IRM chez un cinquième patient avec antécédent de rupture musculaire, et dont les symptômes évoluaient depuis 52 semaines. Enfin une fracture de fatigue a été mise en évidence à l'IRM chez le dernier patient dont les douleurs de cuisse étaient présentes depuis 104 semaines.

La répartition des diagnostics cliniques évoqués chez les patients de cette population est la suivante: déchirure musculaire dans 4 cas et désinsertion myoaponévrotique dans 3 cas (21% au total), douleurs de surutilisation musculaire dans 6 cas (18%), tendinopathie dans 3 cas et bursite dans un autre cas (12% en tout), fibrose sur lésion ancienne dans 2 cas, compression nerveuse dans un cas et rhabdomyolyse chez un dernier patient.

Les diagnostics de tendinopathies, de ruptures et de désinsertions se retrouvaient tous chez des patients pour lesquels la douleur évoluait depuis une durée inférieure ou égale à un an. A contrario, les diagnostics de surutilisation musculaire se rencontraient majoritairement (66% des cas) pour des durées d'évolution supérieures à un an. On retrouvait également pour cette durée d'évolution supérieure à un an les diagnostics plus rares évoqués chez quelques patients: compression du nerf cubital, muscle ou faisceau accessoire, fracture de fatigue, rhabdomyolyse (1 seul patient pour chaque diagnostic).

L'ensemble de ces résultats relatifs aux pathologies chroniques est synthétisé dans le diagramme suivant:

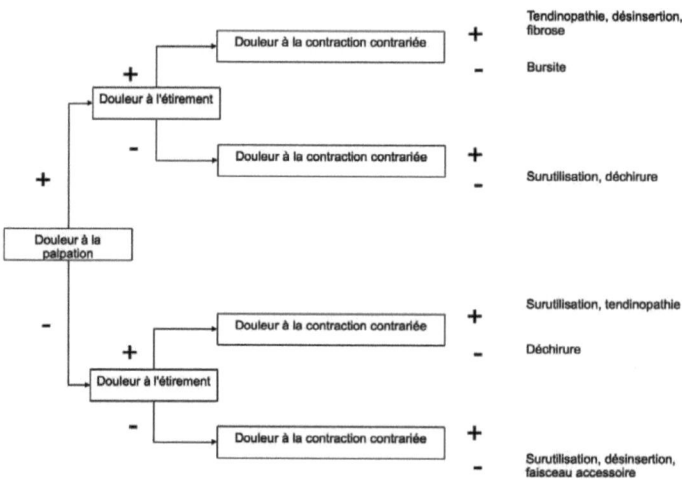

Figure 2: répartition des atteintes traumatiques chroniques selon les signes de la triade clinique

# DISCUSSION

## I) Syndrome de loges

L'âge moyen des patients est compatible avec les données disponibles dans la littérature (47). De même, nos données montrent des symptômes bilatéraux dans 82% des cas, ce qui est également compatible avec les résultats des études antérieures.

En revanche, nos résultats diffèrent sensiblement des données antérieures en ce qui concerne la loge musculaire concernée. En effet, dans notre étude, les symptômes impliquent le membre supérieur dans 18% des cas, et le membre inférieur dans 82% des cas, ce qui est inférieur aux chiffres de 90% à 95% de membres inférieurs notés par Barnes (2). Parmi ces 82%, on trouvait 59% de patients ayant développé des symptômes au niveau de la loge antérieure, ce qui est inférieur aux 75% trouvés par Wieczorek (47). Cette différence peut s'expliquer par le fait que les principaux travaux de recherche réalisés sur le syndrome de loges chronique ont été publiés par des équipes chirurgicales. Or, Abramowitz et al. (1) ont montré que la prise en charge du syndrome chronique de la loge antéroexterne était plus souvent chirurgicale que pour la loge postérieure. Il existerait donc un biais de sélection des patients dans ces études.

Les résultats de notre étude sont en revanche équivalents à ceux de l'étude de Turnipseed (42), en terme de distribution des loges musculaires touchées par ce syndrome. Cette publication est antérieure aux études ayant montré que la prise en charge chirurgicale des syndromes chroniques de la loge postérieure conduit à de mauvais résultats. On peut donc supposer que nos résultats reflètent, de manière plus fidèle que d'autres études récentes basées sur des cohortes chirurgicales, la répartition réelle des loges concernées par ce syndrome dans la population sportive. Il importe donc d'évoquer le diagnostic même lorsque la loge concernée par la symptomatologie n'est pas la loge antérieure de jambe.

L'apparition des signes fonctionnels chez les patients de notre panel était en accord avec les données figurant dans les études antérieures. Le délai d'apparition des symptômes au cours de la pratique sportive était en moyenne inférieur à 10 minutes, ce qui est conforme aux données collectées dans une revue de synthèse (2).

En terme de signes physiques, la normalité de l'examen clinique en dehors de la pratique sportive, que l'on retrouvait pour 64% de nos patients, est en accord avec les données de l'étude de Ulmer (44). La présence d'une hernie musculaire chez 14% des patients de notre étude est un résultat conforme aux données de la littérature.

Le fait que ces hernies soient présentes chez des patients présentant tous des symptômes au niveau de la loge antérieure doit amener à orienter directement le patient vers la prise de pressions intramusculaires en cas d'association de symptômes de la loge antérieure de jambe et de hernie musculaire.

Le test de Charlopain était positif (déclenchant les symptômes en moins de 150 répétitions) chez tous les patients de notre étude pour lesquels le diagnostic de syndrome de loges chronique a finalement été retenu. Le seuil de 150 répétitions choisi par les auteurs donnent ainsi pour notre étude une sensibilité de 100%, ce qui en fait un bon outil de dépistage à l'usage du médecin généraliste.

Le test de Charlopain était également positif chez les patients de notre étude pour lesquels le diagnostic de syndrome chronique de loges a été récusé, et pour lesquels celui de piège vasculaire a été retenu. La spécificité du test de Charlopain calculée à partir des résultats de notre étude était donc de 67%.

## 1) Place des explorations complémentaires

Nos résultats suggèrent donc que l'exploration par doppler artériel ne doit être demandée qu'en cas de test de Charlopain positif. Nous proposons donc qu'en cas de symptômes évoquant un syndrome de loges chronique, un test de Charlopain soit réalisé au cabinet du médecin généraliste. Dans un deuxième temps et uniquement en cas de positivité, un doppler artériel est requis, conjointement à la recherche des pouls périphériques, pour éliminer une atteinte vasculaire. Dans le cas d'un doppler normal, le patient est ensuite dirigé vers le médecin du sport pour prise de pression intramusculaire afin de confirmer le diagnostic de syndrome de loges chronique.

La valeur prédictive négative du test de Charlopain calculée d'après nos résultats était de 100%, et sa valeur prédictive positive de 78%. Ainsi, un test de Charlopain négatif doit amener le médecin généraliste à ne pas demander d'exploration vasculaire. Dans ce cas de figure, il devra évoquer l'un des diagnostics différentiels, en particulier une pathologie musculotendineuse chronique ou une pathologie osseuse, en fonction de la clinique.

En cas d'arguments pour une atteinte musculaire, l'étude de Guillodo et al. (26) suggère que la sensibilité de l'échographie musculaire et de l'IRM sont identiques pour confirmer un diagnostic. Nous proposons donc que dans cette situation, la conduite à tenir soit de demander en première intention une échographie de la zone douloureuse. L'IRM ne doit être demandée que dans un deuxième temps, en cas de bilan échographique normal, ou lorsque l'échographie musculotendineuse ne peut pas être effectuée par un radiologue familiarisé avec les pathologies musculaires.

Il est à noter que le recours à la prise de pression intramusculaire n'a été employé que chez 4 patients sur les 22 pour lesquels le diagnostic final de syndrome de loges chronique a été posé. Cet examen n'a été utilisé pour aucun patient pour lequel le diagnostic n'a pas été retenu. Ces données montrent que dans notre panel, cet examen invasif n'a pas été employé pour éliminer un diagnostic, mais seulement pour le confirmer. Les arguments ayant motivé le recours, ou le non-recours, à cet examen n'ont pas été documentées dans les dossiers médicaux.

Nous proposons donc la position suivante concernant la place de la prise de pression intramusculaire. Cet examen ne doit être utilisé que pour confirmer le diagnostic de syndrome de loges chronique. Son utilisation peut ne pas être systématique, notamment en cas d'arguments cliniques et paracliniques forts (test de Charlopain positif et doppler artériel negatif).

Sa place peut donc se situer dans les cas litigieux, par exemple en cas de doppler non contributif avec un test de Charlopain positif, ou pour poser l'indication chirurgicale dans les syndromes chroniques de la loge postérieure pour lesquels il a été montré que l'étiopathogénie est multifactorielle (Abramowitz et al., 1994).

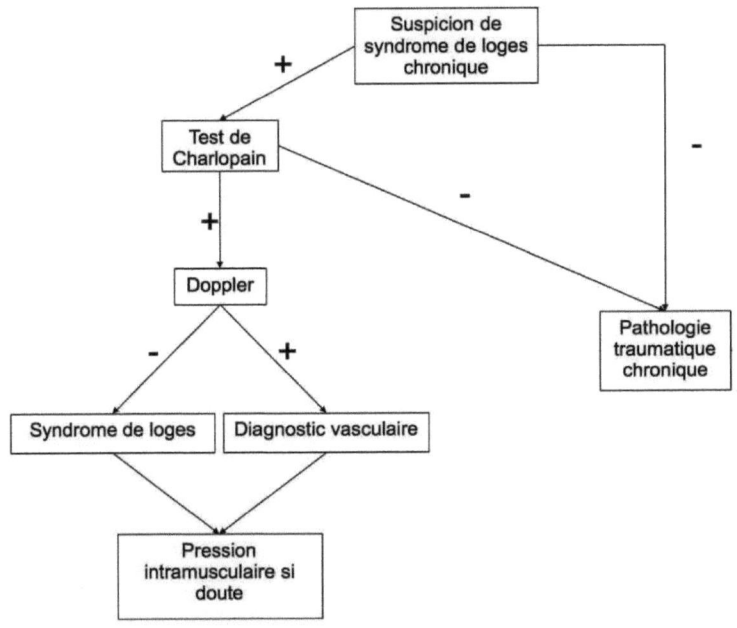

Figure 3: arbre décisionnel devant une suspicion de syndrome de loges chronique

## 2) Proposition d'un score diagnostic

Contrairement au syndrome de loges aigu, qui est une entité bien connue des omnipraticiens car constituant une urgence chirurgicale, le syndrome de loges chronique est moins bien connu en médecine générale. En effet, il s'agit d'une pathologie touchant quasiment exclusivement le sportif. Nos résultats, montrant que les patients ayant développé le syndrome de loges chronique pratiquent une activité physique régulière pour 95% d'entre eux, viennent ainsi corroborer des études plus anciennes. Le syndrome constitue ainsi une pathologie rare dans une population spécifique. La difficulté consiste donc principalement à évoquer le diagnostic. La finalité est de limiter le retard diagnostic qui est, dans notre étude, égal à 98 semaines, valeur proche du résultat cité dans l'étude de Bonnevie et al. (9).

Le diagnostic doit être évoqué dans tous les cas de claudication intermittente du sujet jeune survenant lorsque l'intensité de l'exercice dépasse un certain seuil, et cédant dès que le sportif repasse en dessous de cette intensité seuil (11).

En pratique, les signes fonctionnels peuvent ne pas être aussi évidents. Afin de faciliter la démarche du médecin généraliste, nous proposons donc un score diagnostic permettant d'amener le praticien à évoquer la pathologie:

-Age < 30 ans = 1pt
-Symptômes apparaissant à partir d'une intensité seuil = 2pt
-Symptomatologie bilatérale = 2pts
-Présence de hernies musculaires = 3pts

Un score supérieur ou égal à 4 points devrait faire pratiquer un test de Charlopain. En cas de score inférieur à 4, la conduite à tenir serait la même qu'en cas de test de Charlopain négatif.

Dans notre étude, la sensibilité d'un tel score était de 100%, mais la spécificité de seulement 40%. Ces performances sont compatibles avec un test de dépistage tel qu'habituellement employé en médecine générale.
Une étude sur une population plus vaste est nécessaire pour valider ce score et l'algorithme diagnostic qui en découle.

## II) Pathologies musculaires traumatiques aigües

La forte proportion (supérieure à 30%) de patients consultant directement le médecin du sport, sans passer par leur médecin traitant, suggère que la population de notre étude est proche de celle rencontrée en soins primaires.

Les dossiers médicaux ne contenaient cependant pas d'information concernant d'autres éventuelles consultations préalables à celle en médecine du sport, de sorte qu'il n'était pas possible de savoir si le sportif a considéré plus naturel d'aller directement consulter le médecin du sport, ou s'il l'a fait après avoir été mécontent d'une consultation préalable en médecine générale.

Cette statistique laisse toutefois penser que le sportif considère parfois que son médecin généraliste n'est pas le médecin de premier recours pour la prise en charge de problèmes relevant de la traumatologie musculaire aiguë. Cette hypothèse mériterait d'être confirmée par des statistiques portant sur la satisfaction des sportifs devant la prise en charge respective par le médecin généraliste, le médecin du sport, voire le service d'accueil des urgences.

La douleur provoquée à l'étirement du muscle n'était retrouvée qu'associée à une douleur lors d'un autre temps de l'examen musculaire (palpation et contraction contre résistance). Cette douleur isolée à l'étirement n'étant retrouvée chez aucun patient, notre étude suggère que ce signe clinique n'est pas spécifique des atteintes musculaires aiguës.

Les principaux diagnostics de pathologies musculaires aiguës qui ont été posés lors des consultations répertoriées dans cette étude (lésions myotendineuses et myoaponévrotique) ont conduit à des tableaux cliniques hétérogènes, allant de la douleur isolée à la palpation à la triade clinique. L'analyse de la durée d'évolution de ces pathologies montre que cette triade clinique ne se retrouve que pour des lésions évoluant depuis moins de 4 semaines dans le cas de la déchirure, et depuis moins de 6 semaines dans le cas de la désinsertion. Au delà de ces durées, les signes cliniques s'estompent et la triade fait place à une douleur lors d'un seul ou de deux temps de l'examen clinique.

Nos résultats suggèrent donc qu'un diagnostic clinique est aisé chez un patient chez qui une triade clinique est positive et dont les douleurs évoluent depuis moins de 6 semaines. Par conséquent la réalisation d'une imagerie musculaire par échographie pour confirmer un diagnostic n'est pas requise.

En cas de symptômes cliniques moins francs (signe clinique isolé ou association de deux signes cliniques) évoluant depuis moins de 6 semaines, l'échographie peut être demandée pour confirmer un diagnostic.

En cas de symptômes évoluant depuis une durée comprise entre 6 et 12 semaines, l'échographie ne s'impose pas et un traitement d'épreuve peut être entrepris.

La négativité complète de la triade clinique doit conduire à poser, quelle que soit la durée d'évolution, le diagnostic de lésion musculaire de stade I et ne doit pas conduire à la prescription d'imagerie musculaire.

L'ensemble de ces éléments est résumé dans la figure suivante:

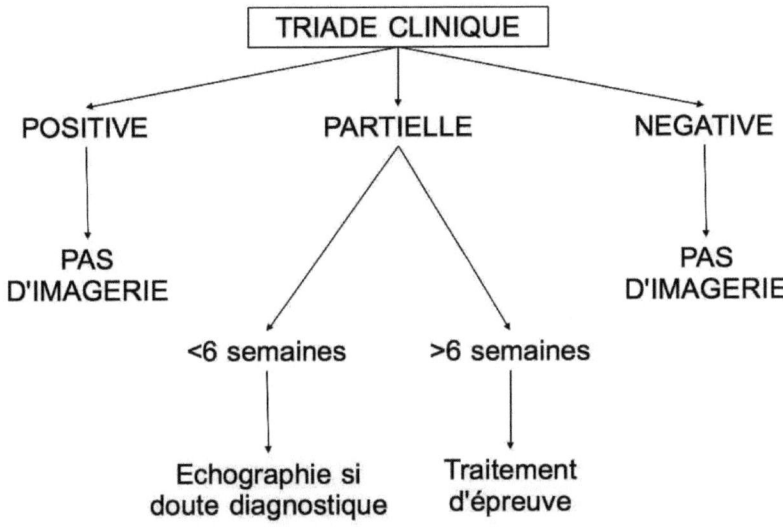

Figure 4: algorithme diagnostique d'une lésion musculaire évoluant depuis moins de 12 semaines

## III) Pathologies musculaires traumatiques chroniques

Contrairement à la situation des consultations pour pathologies musculaires évoluant depuis moins de 12 semaines, un très faible pourcentage des patients dont les symptômes évoluent depuis des durées plus importantes (6%) a consulté directement le médecin du sport sans passer par le médecin traitant. La très grande majorité (82%) des sportifs reçus en consultation de traumatologie du sport a été adressée par le médecin généraliste. Le panel de notre étude est, dans ce contexte, éloigné de la situation de prise en charge en soins primaires.

La durée d'évolution des symptômes présentés par ces sportifs était en moyenne de 113 semaines, avec des valeurs extrêmes allant jusqu'à 5 ans. L'information concernant le délai entre la première consultation chez le médecin généraliste et la demande de consultation en médecine du sport n'étant pas disponible, il n'est pas possible de conclure quant à la promptitude du médecin traitant à adresser le patient au médecin spécialiste. D'autres études seront nécessaires pour évaluer ce délai, ainsi que les effets d'une sensibilisation des médecins généralistes au rôle du médecin du sport.

De même, l'information concernant la prescription d'examens complémentaires préalables n'était pas disponible. Il n'est de ce fait pas possible de conclure quant au comportement du médecin généraliste vis-à-vis de la prescription d'examens d'imagerie chez le sportif.

Dans cette population de patients, on rencontre principalement trois catégories de pathologies:
a) la première comporte les pathologies courantes non diagnostiquées ou insuffisamment traitées ayant évolué vers la chronicité: bursites, tendinopathies, désinsertions myoaponévrotiques, séquelles de ruptures musculaires.
b) la deuxième est composée des diagnostics rares: il s'agit de pathologies paucisymptomatiques ou de variations anatomiques pour lesquelles la pratique sportive joue le rôle de révélateur.
c) la troisième consiste en la surutilisation musculaire.

Dans la catégorie des pathologies communes chronicisées, la douleur à la palpation était présente dans 6 cas sur 13, la douleur à l'étirement dans 7 cas, et la douleur à la contraction contre résistance dans 5 cas.

Contrairement aux pathologies musculaires aiguës pour lesquelles la douleur à l'étirement semble avoir une faible valeur diagnostique, ce signe clinique semble donc être spécifique dans la prise en charge diagnostique des pathologies musculaires chroniques.

La seconde catégorie comportait des diagnostics rares: compression du nerf cubital dans un cas, faisceau accessoire du triceps sural dans 2 cas, rhabdomyolyse d'effort chez un dernier patient. Dans tous ces cas, la triade clinique était négative, même si le faible nombre de patients concernés limite les interprétations. Les diagnostics ont été évoqués à partir de signes cliniques annexes: paresthésies dans le cas de la compression cubitale, asymétrie des masses musculaires dans les deux cas de muscle accessoire, hypertrophie musculaire dans la rhabdomyolyse d'effort. Le diagnostic définitif a été confirmé à l'EMG dans le premier cas et sur l'IRM dans les deux cas de muscles accessoires.

Dans la dernière catégorie, celle de la surutilisation musculaire, la négativité complète de la triade clinique était retrouvée chez 4 patients sur 6. Aucun élément clinique n'a permis de différencier ces quatre patients des deux autres pour lesquels au moins la douleur était déclenchée dans au moins l'un des trois temps de l'examen clinique. Nous proposons donc qu'en cas de négativité de la triade clinique et d'absence de tout autre signe clinique chez un patient pour lequel les symptômes musculaires évoluent depuis plus de 3 mois, aucune imagerie musculaire ne soit demandée et le diagnostic de surentraînement soit posé.

L'ensemble de ces éléments est résumé dans la figure suivante:

# PATHOLOGIES MUSCULAIRES CHRONIQUES

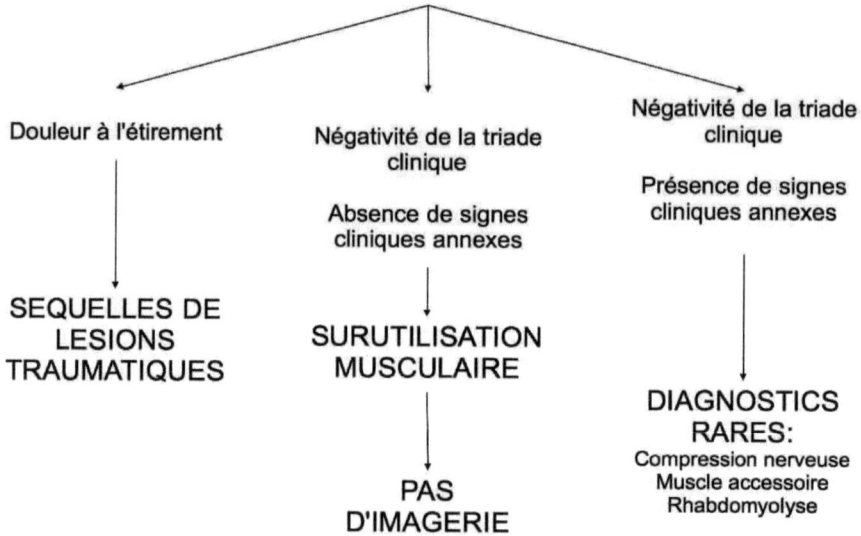

Figure 5: algorithme diagnostique d'une lésion musculaire évoluant depuis plus de 12 semaines

# LIMITES DE NOTRE ETUDE

La première limite de notre étude concernant les pathologies musculaires hors syndrome de loges chronique est l'importante hétérogénéité des lésions recensées. La diversité des localisations des pathologies vues et des pratiques sportives concernées implique un faible nombre de patients répertoriés pour chaque diagnostic évoqué et chaque localisation. Il en résulte une puissance faible et une extrapolabilité limitée des résultats synthétisés sous forme d'arbres diagnostics.

De plus, l'hétérogénéité des durées d'évolution des symptômes a un effet sur la présence des signes cliniques recherchés à l'examen. Nos résultats montrent en effet que l'examen clinique est d'autant plus riche que la lésion est fraîche. Il en résulte une variabilité importante des tableaux cliniques présents chez des patients différents pour une même pathologie, ce qui complique l'établissement de conduites à tenir diagnostiques.

Parallèlement, notre étude comportait un biais de recrutement dans la mesure où le panel de patients consultant pour pathologies musculaires traumatiques évoluant depuis plus de 3 mois comportait une forte proportion de patients adressés par un autre praticien, ce qui limite l'applicabilité de nos conclusions à la population rencontrée en soins primaires.

Enfin, une autre limite de notre étude concerne son caractère rétrospectif, et l'hétérogénéité des données disponibles dans les dossiers médicaux. Cet élément fait émerger l'intérêt de disposer d'une grille d'évaluation du patient et de sa prise en charge préalable afin d'optimiser la démarche diagnostique et thérapeutique.

# CONCLUSION

La prise en charge des douleurs musculaires du sportif en médecine générale repose sur la clinique, et en particulier sur les signes fonctionnels mis en évidence lors de l'interrogatoire. L'utilisation de l'imagerie musculaire n'a pas sa place dans la prise en charge diagnostique initiale.

L'utilisation de l'échographie musculaire doit être réservée à la recherche de complications entre 8 et 10 jours après le traumatisme initial.

Dans le cas d'une pathologie traumatique aiguë avec symptômes évoluant depuis moins de 6 semaines, l'échographie n'est pas requise pour confirmer le diagnostic en cas de triade clinique positive. Cet examen n'est justifié qu'en cas de triade partiellement positive.

En cas de pathologie traumatique dont les symptômes évoluent depuis une durée comprise entre 6 et 12 semaines, ou de triade clinique complètement négative quelle que soit la durée d'évolution, l'échographie musculaire n'a pas sa place, et un traitement d'épreuve doit être entrepris.

Dans le cadre de symptômes musculaires évoluant depuis plus de 12 semaines, le syndrome de loges chronique doit être systématiquement évoqué. Un test de Charlopain doit être pratiqué au cabinet si la symptomatologie est compatible. En cas de doute, le score diagnostic proposé peut être utilisé pour aider le praticien à décider de réaliser ce test.

La positivité du test de Charlopain doit faire rechercher les pouls et pratiquer un doppler artériel avec manoeuvres dynamiques. Le résultat de cet examen conditionnel l'orientation du patient vers le chirurgien pour prise en charge d'un syndrome de loges chronique, ou vers une prise en charge vasculaire.

La prise des pressions intra-musculaires doit être réservée à la confirmation diagnostique d'une forte suspicion de syndrome de loges en cas de doppler non contributif ou d'atteinte d'une loge postérieure de jambe.

En cas de test de Charlopain négatif, ou d'absence d'absence d'argument pour un syndrome de loges chronique, la prise en charge diagnostique doit être celle des pathologies chroniques avec traumatisme initial.

En cas de symptomatologie musculaire évoluant depuis plus de 12 semaines, et de positivité partielle de la triade clinique, l'imagerie est indiquée pour confirmer un diagnostic. L'échographie est alors l'examen de première intention, l'IRM n'étant indiquée qu'en cas d'échographie non contributive.

En cas de négativité de la triade clinique, la présence de signes cliniques annexes (tels que tuméfaction, asymétrie, symptomatologie neurologique associée, signes généraux) oriente la prescription d'explorations complémentaires paracliniques pour rechercher un diagnostic rare.

En l'absence de signes cliniques annexes, le diagnostic de surentraînement peut être posé et aucun examen d'imagerie n'est requis.

# BIBLIOGRAPHIE

(1) Abramowitz AJ, Schepsis AA. Chronic exertional compartment syndrome of the lower leg. Orthop Rev. 1994:219-26.

(2) Barnes M. Diagnosis and management of chronic compartment syndromes: a review of the literature Br J Sports Med 1997 (31):21-27

(3) Beckham SG, Grana WA, Buckley P, Breazile JE, Claypool PL. A comparison of anterior compartment pressures in competitive runners and cyclists. Am J Sports Med. 1993 21(1):36-40.

(4) Bell S. Repeat compartment decompression with partial fasciectomy. J Bone Joint Surg Br. 1986 68(5):815-7

(5) Biber Brewer R, Gregory AJM. Chronic Lower Leg Pain in Athletes: A Guide for the Differential Diagnosis, Evaluation, and Treatment. Sports Health 2012, 4(2):121-127.

(6) Bigard XA. Lésions musculaires induites par l'exercice et surentraînement. Science et Sports 2001, 16:204-215.

(7) Blackman PG. A review of chronic exertional compartment syndrome in the lower leg. Med Sci Sports Exerc 2000; 32: S4-10.

(8) Blackman PG, Simmons LR, Crossley KM. Treatment of chronic exertional anterior compartment syndrome with massage: a pilot study. Clin J Sport Med. 1998 Jan;8(1):14-7.

(9) Bonnevie L, Clément R, Larroque P, Fontes D, Garcin JM, Chanudet X. Syndrome des loges. Encyclopédie Médico-Chirurgicale. 2004

(10) Bong MR, Polatsch DB, Jazrawi LM, Rokito AS. Chronic exertional compartment syndrome: diagnosis and management. Bull Hosp Jt Dis. 2005;62(3-4):77-84.

(11) Bouvat E, Saillant G, Coulon JP, Roy-Camille R. Syndrome d'ischémie musculaire d'effort. Science & Sports 1987; 2(1): 37-38.

(12) Bouvat E, Saillant G, Roy-Camille R. L'hypersollicitation musculaire. Ann Kinesithér 1988; 19(9):423-426.

(13) Brasseur JL. Quelle imagerie pour quelle lésion musculaire ? Science et Sports 2001, 16: 228-35.

(14) Carillon Y, Cohen M. Le muscle du sportif. J Radiol. 2007;88:129-42

(15) Chanussot JC, Danowski RG. Traumatologie du sport. 8è édition. Coll Abrégés. Ed Elsevier Masson. 2012.

(16) Charlopain P, Dumas P, Lagadou C, Delolme H. Le test de dorsiflexions dans le diagnostic du syndrome chronique de loge antéro-externe de jambe. J Traumatol Sport 1997;14:13-19.

(17) Chevalier JM, Beek F, Megret A et al. Endofibrose artérielle du sportif. In : Maladies artérielles non athéromateuses de l'adulte. Paris : Actualités de Chirurgie Vasculaire, AERCV KeG Ed. 1994 : 455-66.

(18) Coudreuse JM. Pathologies musculaires du sportif. Encyclopédie Médico-chirurgicale, Traité de Médecine AKOS. 2012.

(19) Coudreuse JM, Bryand F. Conduite à tenir devant une lésion musculaire du sportif. Sciences et Sport. 2010;25:168-172

(20) Courthaliac C, Weilbacher H. Imagerie du mollet douloureux chez le sportif. J Radio 2007;88:200-208.

(21) Dahl M, Hansen P, Stål P, Edmundsson D, Magnusson SP. Stiffness and thickness of fascia do not explain chronic exertional compartment syndrome. Clin Orthop Relat Res. 2011 Dec;469(12):3495-500.

(22) Detmer DE, Sharpe K, Sufit RL, Girdley FM. Chronic compartment syndrome: diagnosis, management, and outcomes. Am J Sports Med. 1985 May-Jun;13(3):162-70.

(23) Flors L, Leiva-Salinas C, Bozlar U, Norton PT, Cherry KJ, Housseini AM, Gupta N, Hagspiel KD. AJR Am J Roentgenol. 2011 Nov; 197(5): W948-55.

(24) Gallo RA, Plakke M, Silvis ML. Common Leg Injuries of Long-Distance Runners: Anatomical and Biomechanical Approach. Sports Health. 2012 Nov;4(6):485-495.

(25) Gebauer A, Schultz CR, Giangarra CE. Chronic exercise-induced leg pain in an athlete successfully treated with sympathetic block. Am J Sports Med. 2005 Oct;33(10):1575-8

(26) Guillodo Y, Bouttier R, Saraux A. Of the clinical imaging: signs of severity and unavailability sporting a muscle injury. J Traumatol Sport 29(2012):226-230

(27) Hargens AR, Sejersted OM, Kardel KR, Blom P, Hermansen L. Intramuscular fluid pressure: a function of contraction force and tissue depth. Transactions of the Orthopedic Research Society 1982:7:371.

(28) Isner-Horobeti ME, Dufour SP, Blaes C, Lecocq J. Intramuscular pressure before and after botulinum toxin in chronic exertional compartment syndrome of the leg: a preliminary study. Am J Sports Med. 2013 41(11):2558-66.

(29) Jousselin E. Etude des motifs de consultation des sportifs de haut niveau vus à la permanence médicale de l'INSEP. Congrès Sport et Appareil locomoteur, Bichat, Paris, 1993.

(30) Kouvalchouk JF, Peyre M, Rodineau J. Le syndrome chronique des loges antéro-externes de jambe. J Traumatol Sport 1997 ; 14: 179-93.

(31) Kutz JE, Singer R, Lindsay M. Chronic exertional compartment syndrome of the forearm: a case report. J Hand Surg Am. 1985 Mar;10(2):302-4.

(32) Labareyre H, Roger B, Thelen P. Evaluation des lésions musculaires récentes du membre inférieur: clinique et imagerie. In: Panorama en traumatologie du sport. Masson, Paris. 2002; 121-133.

(33) Lecocq J, Isner-Horobeti ME, Dupeyron A, Helmlinger JL, Vautravers P.

Le syndrome de loge d'effort : analyse de la littérature. Ann Readapt Med Phys 2004(47):334—45

(34) Lynch JE, Heyman JS, Hargens AR. Ultrasonic device for the noninvasive diagnosis of compartment syndrome. Physiol Meas. 2004 Feb;25(1):N1-9.

(35) Pedowitz RA, Hargens AR, Mubarak SJ, Gershuni DH. Modified criteria for the objective diagnosis of chronic compartment syndrome of the leg. Am J Sports Med. 1990 Jan-Feb;18(1):35-40.

(36) Power RA, Greengross P. Acute lower leg compartment syndrome. Br J Sports Med. 1991 Dec;25(4):218-20.

(37) Rodineau J. Classification clinique des lésions récentes. In: Muscle traumatique et mécanique. Paris: Masson; 2005:21-27.

(38) Rolland E, Labareyre H, Saillant G, Kouvalchouk JF. Syndrome chronique des loges de jambes. Science et Sports. 2001;16(4):220-227.

(39) Sarlon-Bartoli G, Lazraq M, Bartoli MA, Lagrange G, Coudreuse JM, Jau P, Benelotti P, Bartoli JM, Viton JM, Magnan PE, Postexercise duplex ultrasound to diagnose external iliac endofibrosis. J Mal Vasc. 2012 Jun : 37(3): 150-4

(40) Serratrice G. Myalgies et crampes d'effort. Science et Sports 2001, 16:216-19.

(41) Treuil C, Demarais Y, Parier J, Poux D. Exploration isotopique du muscle

en pathologie sportive. Science et Sports 1986;1:59-64.

(42) Turnipseed W, Detmer DE, Girdley F. Chronic compartment syndrome. An unusual cause for claudication. Ann Surg. 1989 Oct;210(4):557-62

(43) Turnispeed W, Hurschler C, Venderby JR. The effects of elevated compartment pressure on tibial arterioveinous flow and relationship of mechanical and biochemical characteristics of fascia to genesis of chronic compartment syndrome. J Vasc Surg. 1995(21):810-7

(44) Ulmer T. The clinical diagnosis of compartment syndrome of the lower leg: are clinical findings predictive of the disorder? J Orthop Trauma. 2002 Sep;16(8):572-7.

(45) Venet G, Pietu G, Letenneur J. Les syndromes de loge chroniques de jambe. J Traumatol Sport 19(2002):27-36.

(46) Verleisdonk EJ, van Gils A, van der Werken C. The diagnostic value of MRI scans for the diagnosis of chronic exertional compartment syndrome of the lower leg. Skeletal Radiol. 2001 Jun;30(6):321-5.

(47) Wieczorek V, Luciani JF, Brunet-Guedj E, Feugier P, Thevenon A. Résultats du traitement chirurgical des syndromes de loges chroniques des membres inférieurs. Sciences et Sports 27(2012):39-45.

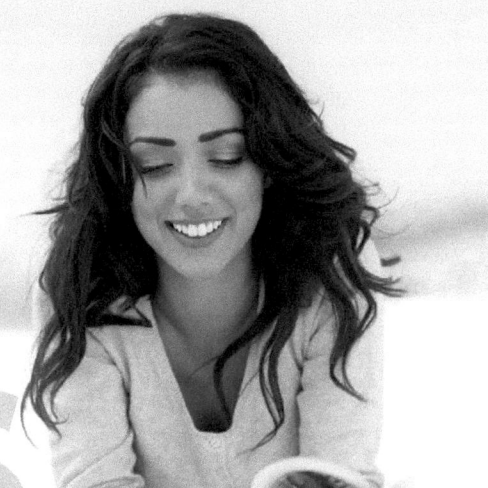
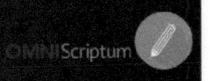

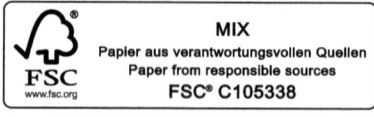
Printed by Books on Demand GmbH, Norderstedt / Germany